待合室で学べる歯の健康

著 渡邉晴美 齋藤滋子
監修 木野孔司

100歳まで自分の歯でおいしく食べよう！

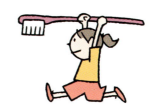
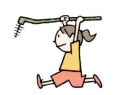

医歯薬出版株式会社

This book was originally published in Japanese
under the title of :

MACHIAISHITSU DE MANABERU HA NO KENKO
100 SAI MADE JIBUN NO HA DE OISHIKU TABEYOU !
(Enjoy your meal with your own teeth up to 100 years old !)

Editors :
WATANABE, Harumi et al.

WATANABE, Harumi
Saito Dental Clinic

© 2019 1st ed.
ISHIYAKU PUBLISHERS, INC.
 7-10, Honkomagome 1 chome, Bunkyo-ku,
 Tokyo 113-8612, Japan

目次

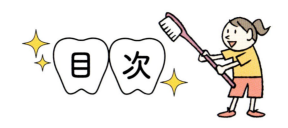

100歳まで自分の歯でおいしく食べよう！ ………………… 4
100歳まで自分の歯で食べるためには何をしたらいい？ ……… 6

100歳まで自分の歯でおいしく食べるための方法 その1　TCHを減らす

- TCHがもたらすお口のトラブル ……………………… 8
- TCHがあるか，自分で調べてみましょう ……………… 10
- TCHを減らす簡単な方法 ………………………………… 12

100歳まで自分の歯でおいしく食べるための方法 その2　砂糖をできるだけとらない

- 砂糖をとらないほうがよい理由 ………………………… 14
- 砂糖の量を減らす ………………………………………… 18
- 砂糖をとる回数を減らす ………………………………… 24
- 酸性の飲みもの・食べものも歯を溶かします ………… 26

100歳まで自分の歯でおいしく食べるための方法 その3　1日1回，正しい歯みがきをする

- 1日1回の正しい歯みがきでよい理由 …………………… 30
- プラークをしっかり落とせる歯のみがき方 …………… 32
- デンタルケア用品の選び方・使い方 …………………… 40

100歳まで自分の歯でおいしく食べるための方法 その4　定期的に歯科医院に行く

- なぜ治療が終わった後も歯科医院に行く必要があるの？ ……… 44

デザイン ● 株式会社ビーコム　　イラスト ● わたなべじゅんじ

100歳まで自分の歯でおいしく食べよう！

＼この患者さん，何歳だと思いますか？／

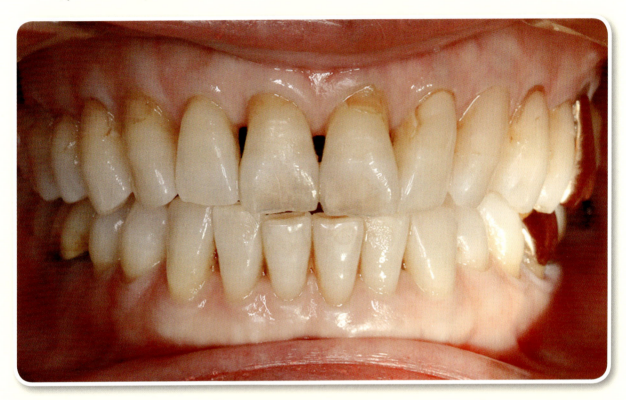

なんと，90歳です．

活動的でたいへんお元気な方です．
1本だけ歯をなくしましたが，
ほとんどの歯の歯周ポケットは2mm以内で，歯ぐきは健康です．
TCHリスク（9ページ）も2を維持しています．
大きな病気をすることなく，このままの健康管理ができれば，
「100歳まで自分の歯でおいしく食べる」も夢ではありません．

歯科医院で20年以上ケアを受けつづける
元気な患者さんたち

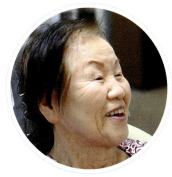

Nさん 85歳

50歳の頃から3カ月に一度，お口のケアのために歯科医院に通い，もう35年になります．おかげさまで入れ歯にもならず，何でも自分の歯で食べられます．おいしいものを楽しくいただくことが大きな生きがいです．

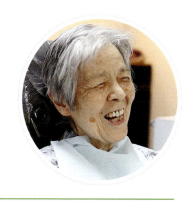

Yさん 87歳

55歳から現在まで3カ月に一度，歯医者さんにお世話になっています．早いもので，もう32年になるそうです．来院するたびに，手入れがうまくいっていないところを歯科衛生士さんから指導されるのですが，なかなか言われるとおりにできません．それでも，若い人と同じように，何でもおいしく食べられて幸せです．感謝しています．

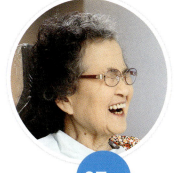

Tさん 87歳

21年にわたって，3カ月ごとのケアをしてもらっています．自分では，何もしていない時に上下の歯をくっつけているのが当たり前と思っていたのですが，先生から「それはTCHという癖で，歯をなくす原因になる」と言われて驚きました．TCHを減らす指導を受け，最近ようやく歯を離しておけるようになりました．自分の歯で食べることが健康の秘訣と思い，3カ月ごとにケアに通うのを楽しみにしています．

100歳まで自分の歯で食べるためには何をしたらいい？

　医療技術の進歩や人々の健康への関心の高まりなどもあって，先進国の平均寿命はどんどん長くなり，「人生100年時代」といわれるようになっています．
　100歳まで健康でアクティブな生活を送るには，自分の歯で毎日の食事をおいしくとり，活動のためのエネルギーを得ることが大切です．そのためには，ふだんの生活でどのようなことに気をつければよいでしょうか？

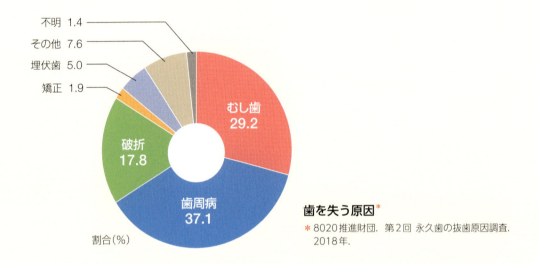

歯を失う原因＊
＊8020推進財団．第2回 永久歯の抜歯原因調査．2018年．

　歯を失う原因を示したグラフを見てください．歯周病とむし歯が2/3を占めています．3番めに多い「破折」は，主にむし歯が進行して神経をとる治療（根管治療）にいたった場合，歯の根が大きく削られることでひびが入りやすくなって起こります．これもむし歯に含めると，実に5人中4人がむし歯と歯周病で歯をなくしていることがわかります．
　つまり，むし歯と歯周病の予防さえできれば，自分の歯を長く使いつづけることができるのです．
　詳しいことは14ページで説明しますが，むし歯も歯周病も「デンタルプラーク（以下プラーク）」という歯の表面についた細菌の塊から起こります．プラークは，口の中の細菌が砂糖を材料にしてつくりだします．ですから，むし歯や歯周病を防ぐには，プラークがつくられにくい食生活を心がけるとともに，歯についたプラークをしっかり落とすことが必要です．

もう一つ，歯にダメージを与える行動として知っておいていただきたいのが，TCH（Tooth Contacting Habit：上下歯列接触癖）です．

　1日のうちで，歯が接触している時間はどれくらいあると思いますか？　実は，上下の歯が接触しなければならないのは食事や会話，ゴクンとつばをのみこむ時にかぎられ，それらをすべて足しても，1日にたった20分程度です．それ以外で歯を接触させる必要はありません．

　ところが，物事に集中している時や寒さに震えている時など，私たちは無意識に歯を接触させていることがあります．そのような状態を長時間つづけてしまう癖をTCHといいます．たとえごく弱い力での接触であっても，TCHがあると，歯や歯ぐき，あごの関節やまわりの筋肉に余分な力を加えつづけることになるため，顎関節症を発症させたり，むし歯や歯周病を悪化させたりすることがあります．TCHによるトラブルが出ている方は，TCHを減らすトレーニングが必要です．

　ここまでお話ししてきたことをふまえて，100歳まで自分の歯でおいしく食べるために，4つの方法をみなさんに生活のなかで実践していただきたいと思います．

　次のページから，それぞれについて詳しくお話ししていきましょう．

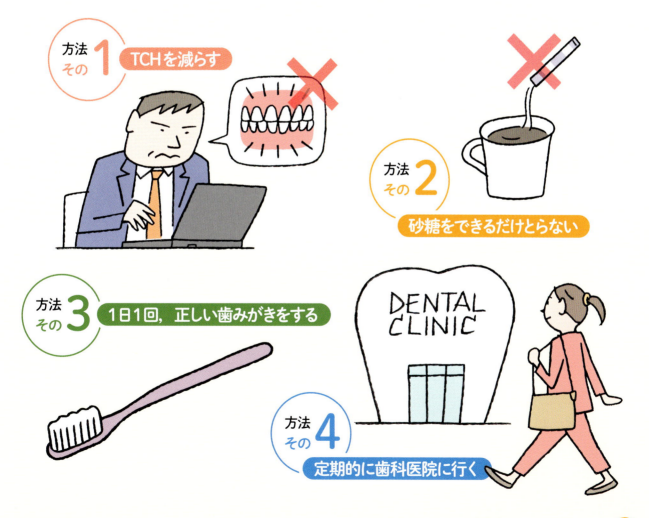

方法その1　TCHを減らす

方法その2　砂糖をできるだけとらない

方法その3　1日1回，正しい歯みがきをする

方法その4　定期的に歯科医院に行く

100歳まで自分の歯でおいしく食べるための方法 その1 TCHを減らす

TCHがもたらすお口のトラブル

　先ほどお話ししたように，食事（かむ，のみこむ）や会話など生活に必要な歯の接触は瞬間的なもので，合計しても1日で20分にしかなりません．つまりTCHは，「上下の歯を1日20分以上接触させる癖」ということができます．

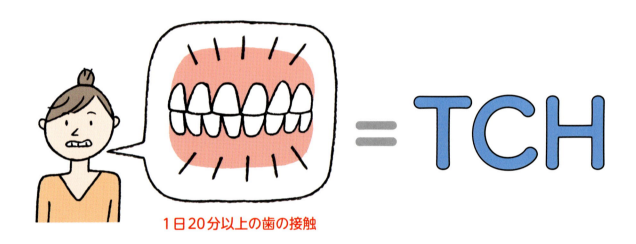

1日20分以上の歯の接触

　TCHは多くのトラブルに関係しています．これらの問題は，TCHだけが原因で起こるわけではありませんが，TCHがあると悪化します．

TCHによって起こる主な問題

- 顎関節症
- 歯がしみる（知覚過敏）
- 歯がすり減る，欠ける
- 歯がグラグラする
- 歯根破折（歯の根のひび割れ）
- 詰め物がとれる，割れる
- 入れ歯が合わなくなる，壊れる
- 歯周病の悪化
- むし歯の進行
- 頭痛，肩こり

TCHがある時は，あごを動かす筋肉が縮んで，歯，歯ぐき，あごの関節に力が加わりつづけます．加わる力は，軽くふれている程度の弱い力から，ギュッとかみしめるような強い力までさまざまですが，TCHは無意識の行動なので，している本人は気づきません．特に，下を向いて集中するような作業や，緊張する場面でTCHが出やすいことがわかっています．

> **TCHが出やすい生活の場面**
> - パソコンやスマートフォンの操作
> - コンピュータゲーム
> - 勉強，読書
> - 下を向いて集中するような作業（料理・工作・手芸・草取りなど）
> - 緊張する場面（苦手な対人関係，人前での発表など）

　TCHがどの程度，口の健康に悪い影響を及ぼしているかを把握し，適切な対応をとるためには，TCHリスク（TCHの強さ）を知る必要があります．次のページで紹介する簡単な3つのテストと，口の中やあごの関節の状態などからTCHリスクを知ることができます．リスクが高いという結果が出た場合には，TCHを減らすトレーニングが必要です．

TCHリスク1　ほとんどTCHのない状態．トレーニングは必要ありません．

TCHリスク2　TCHはありますが，口の中にトラブルが起きていない状態．日常生活の変化や出来事によってはTCHが強まることがあり，必要に応じてTCHを減らすトレーニングを行います．いちばん多いのは，このリスク2の人です．

TCHリスク3a　TCHがあり，口の中のトラブルも起きていますが，あごの動きには問題がない状態．ただし，歯の治療でかみ合わせが変わったり，日常生活に大きな出来事があったりしてTCHが強まると，顎関節症になる可能性が高く，TCHを減らすトレーニングが必要です．

TCHリスク3b　顎関節症，かみ合わせの違和感などの症状が出ている状態．あごの動きに問題があり，TCHを減らすトレーニングを主体とした治療が必要です．

　TCHリスクを下げることは，むし歯，歯周病，顎関節症など多くの病気の予防につながります．100歳まで自分の歯でおいしく食べるために，ご自身のTCHリスクを知り，リスクの高い方はTCHを減らすトレーニングをしましょう．

100歳まで自分の歯でおいしく食べるための方法　その1　TCHを減らす

TCHがあるか，自分で調べてみましょう

　TCHをもつ方の多くは，自分に歯を接触させる癖があることを自覚していません．なぜなら，TCHは無意識に行っている生活習慣だからです．
　みなさんも，TCHがあるかどうかセルフチェックをしてみてください．

●TCHのセルフチェック

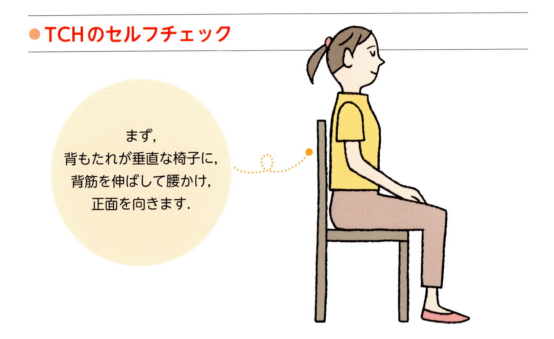

まず，背もたれが垂直な椅子に，背筋を伸ばして腰かけ，正面を向きます．

テスト1　目を閉じて，上下の唇を軽く接触させてください．唇を強く合わせてはいけません．この時，上下の歯はどの状態になっていますか？

- A　しっかりとかみ合っている
- B　前歯だけあたっている
- C　奥歯だけあたっている
- D　どこもあたっていない

A，B，Cの方 ➡ **TCHあり**

テスト2 目を閉じて，上下の唇を軽く合わせた状態から，意識して上下の歯がどこもあたらないように離してください．歯と歯があたらなければよいので，広く離す必要はありません．どのように感じますか？

A 何も気にならない
B 唇が閉じているのに，歯が離れているのは違和感がある
C この状態を5分以上続けるのは無理
D 歯を離そうとすると，同時に唇も離れてしまう

B，C，Dの方 ➡ **TCHあり**

テスト3 目を閉じて唇を軽く合わせた状態から，今度は上下の歯を軽く接触させてください．どのように感じますか？

A 何も気にならない
B 歯を接触させていると違和感がある
C 10～20秒たつと，あごや口のまわりが疲れてくる
D この状態で5分以上いられる

AとDの方 ➡ **TCHあり**

　特に，テスト1でA，テスト2でD，テスト3でDと答えた方は，かなり強いTCHがあると考えられます．12ページのトレーニングを行って，TCHによるお口のトラブルを予防しましょう．

100歳まで自分の歯でおいしく食べるための**方法** その1 TCHを減らす

TCHを減らす簡単な方法

　TCHは無意識に行っている行動なので，意識してやめようとするとうまくいきません．反射的に歯を離す行動をとるような習慣を身につけるのが効果的です．
　ここでは，ご自宅でもできる簡単なトレーニング方法をご紹介します．

 歯を接触させることが体の負担になっていることを理解し，トレーニングのやる気を出すためのステップです．

❶ 親指をえらの部分（下顎角）にあて，人差し指を眉毛の後ろにあてます．
❷ その状態で3秒ずつ歯をかみしめる，力を抜く，を繰り返してください．
❸ かみしめると指で触れている筋肉がかたくなり，力を抜くとゆるむ様子が感じられると思います．慣れたら，今度は軽くかんでみてください．それでも筋肉がかたくなることがわかるはずです．

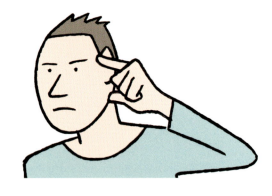

　指で感じているのは，上下の歯を接触させた瞬間に起こる筋肉の活動です．歯を接触させたままにしていると，筋肉は働きつづけ，いずれ疲れてきます．また，歯をかみ合わせる力によって，歯だけでなくあごの関節も押さえつけられ，舌も緊張した状態になります．そのような状態を知れば，TCHでいろいろな問題が起こることが理解でき，TCHを減らそうという気もちも強まるでしょう．

 TCHに気づいた瞬間に歯を離すという反射的な行動を身につけるステップです．

❶「歯を離す」や「リラックス」と書いた小さめの貼り紙を10枚以上作ります．同じ大きさ，同じ色，同じ形がよいでしょう．

❷ 用意した紙を家中に貼ります．ドアの表面，壁の電気スイッチ，冷蔵庫の扉など，視線を動かしたら目に入るような場所に貼ってください．
❸ 貼り紙を見たら，その瞬間に大きく脱力します．
  ・まず，歯をかみしめて鼻から大きく息を吸い込みます．両肩を大きく持ち上げ，肺にいっぱい空気を吸い込んでください．
  ・吸い込んだらすぐに口を開き，口から息を吐き出すと同時に両肩から力を抜いて落とします．その時に「あっ」と声を出します．

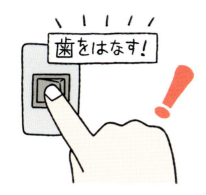

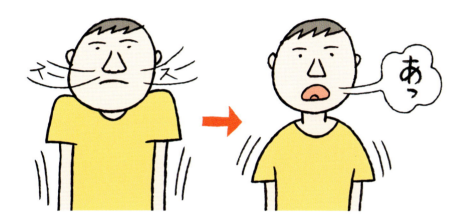

　この動作によって，一瞬で肩，首，こめかみ，ほほ，舌が脱力できます．
　この動作は，貼り紙を見た直後，1秒以内に行います．繰り返す必要はありません．貼り紙を見た瞬間に反射的に行うことが大切です．

 身につけた行動を定着させるステップです．

❶ 貼り紙を見ては脱力することを繰り返していると，歯の接触に自分で気づけるようになります．
❷ 歯の接触に気づいたら，貼り紙を見なくても脱力してください．
❸ 歯が接触してから，それに気づくまでの時間が徐々に短くなっていきます．
❹ 最終的には，歯の接触に気づく前に無意識に歯を離せるようになります．

　TCHリスクが低い人でも，生活環境が変わって緊張がつづいたり，仕事が忙しい時期などはTCHが強まることがあるので，このトレーニング方法を身につけておくとよいでしょう．

100歳まで自分の歯でおいしく食べるための方法 その2 砂糖をできるだけとらない

砂糖をとらないほうがよい理由

● 細菌は砂糖を使ってデンタルプラークをつくります

　100歳まで自分の歯でおいしく食べるには，歯の健康を考えた食生活も大切です．

　歯が赤く染まった写真を見てください．みなさんも，学校や歯科医院でしたことがありますよね．

　この赤く染まったところは，歯の表面についた食べかすと思っている方も多いのですが，これがむし歯や歯周病の原因となる細菌の塊「デンタルプラーク（以下プラーク）」です（歯垢やデンタルバイオフィルムとも呼ばれます）．プラークの中にいる細菌は約600種類，1gのプラークには約1,000億個以上の細菌がいると言われています．

　プラークは，口の中のミュータンス菌が砂糖（ショ糖）だけを利用してつくりだすので，砂糖を減らすとむし歯や歯周病のリスクを減らすことにつながります．

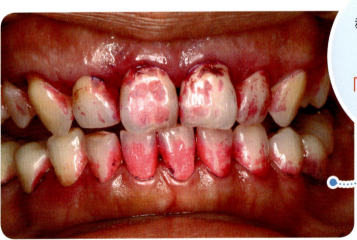

赤く染まったところが，むし歯や歯周病の原因となる細菌の塊「デンタルプラーク」

●プラークからむし歯ができるまで

むし歯になる過程を少し詳しく説明しましょう．

口の中に砂糖（ショ糖）が入ってくると，ミュータンス菌はショ糖を分解し，歯の表面を居心地のよいすみかにするため，グルカンというネバネバした水に溶けにくい粘着物質をつくります．そこに他の細菌が集まり，集合体となったものがプラークです．プラークは水に溶けないので，うがいではビクともしません．歯ブラシなどで取り除く必要があります．

歯の表面についたプラークの中では，ミュータンス菌や他の細菌が，ショ糖だけでなく果糖やブドウ糖などを栄養源として歯を溶かす酸をつくります．この酸によってむし歯が発生します．

むし歯の原因になる甘味料

	プラーク（グルカン）がつくられる	歯を溶かす酸がつくられる
ショ糖（砂糖）	○	○
ブドウ糖（みりんなど）	×	○
果糖（ハチミツなど）	×	○
異性化糖（果糖ぶどう糖液糖，コーンシロップなど）	×	○
転化糖	×	○
麦芽糖（水あめなど）	×	○
糖アルコール（キシリトールなど）	×	×
人工甘味料（アスパルテームなど）	×	×

むし歯のできる過程

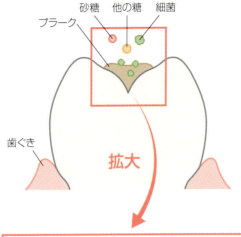

プラーク中の
細菌がつくりだす
酸によって
歯の表面が溶かされ，
むし歯になります

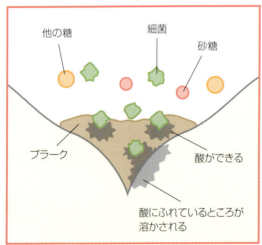

● 歯周病もプラークから始まります

　歯と歯ぐきの境目には，1～2mmの溝があります．ここにプラークがたまると，その中にいる細菌の働きによって，歯ぐきに炎症が起きます．炎症のある歯ぐきは赤く腫れ，歯みがきの時に出血します．この状態が「歯肉炎」です．歯と歯ぐきの境目の溝は3～4mmの深さになり，「歯周ポケット」と呼ばれます．

　歯みがきが不十分でさらにプラークがたまると，歯ぐきはいっそう腫れ，血や膿が出るようになります．この時の歯周ポケットの深さは5mm以上です．歯周ポケットが深くなると，歯を支える骨が歯ぐきから露出しないように，骨を溶かす細胞が現れて，破壊の起きていない歯ぐきの下まで骨を減らしていきます．この状態を「歯周炎」といい，適切な治療をしなければ骨がなくなって歯がぐらぐらになり，最終的には抜け落ちてしまいます．

歯周病の進みかた

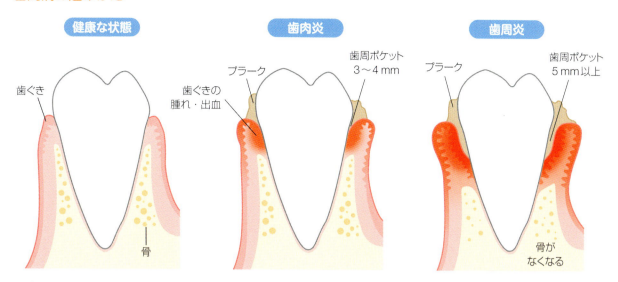

プラーク中の細菌の刺激によって歯ぐきに炎症が起き，歯周ポケットができます．歯周ポケットが深くなっていくと，歯を支える骨がなくなり，最終的に歯が抜けてしまいます

● プラークをつくりにくい砂糖のとり方

　ここまでみてきたように，むし歯や歯周病を起こす細菌のすみかとなるプラークをつくらないこと，これが歯を健康に保つ第一歩です．

　そのためには砂糖をとるのをやめてしまえばよいのですが，いまの私たちの生活でそれは難しいでしょう．加工食品のなかには砂糖が大量に使われているものもありますし，そもそも多くの植物には砂糖（ショ糖）が含まれているからです．また，折々に甘いものを食べることは，生活にうるおいが出て決して悪いことではありません．ですから，私たちは砂糖のとり方を工夫し，自分自身で歯の健康を守っていくことが必要です．

　むし歯にならない砂糖のとり方で大切なことは2つ．

- 砂糖の量を減らす．
- 砂糖をとる回数を減らす．

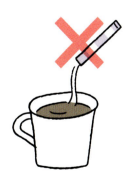

　次のページから，それぞれを詳しく説明していきます．

17

100歳まで自分の歯でおいしく食べるための方法　その2　砂糖をできるだけとらない

砂糖の量を減らす

● 健康によい砂糖の量はどのくらい？

　歯を健康に保つには，砂糖の量をどのくらいにすればよいのでしょうか．
　砂糖の摂取量とむし歯の発生を調べた研究[*1]では，1人が1年に消費する砂糖の量が15kg（1日40g）を超えるとむし歯が急に増え，10kg（1日27.4g）以下だとむし歯は少ないという結果が出ています．
　また，世界保健機関（WHO）は，むし歯だけでなく肥満など生活習慣病への配慮から，砂糖など糖類[*2]の摂取量を総エネルギー摂取量の10％未満とすることを強く推奨しており，さらに成人では5％未満に制限することで健康増進効果があるとしています．
　1日のエネルギー必要量[*3]を仮に2,200kcal（キロカロリー）とすると，そのうちの10％＝220kcalは砂糖55gに相当します（砂糖1g＝4kcalで計算）．5％なら27.5gです．1日のエネルギー必要量は年齢，性別，運動量で異なるため，砂糖摂取量も人によってちがいますが，1日27.5g以下を目安にすることをおすすめします．

歯や体を健康に保つための砂糖摂取量の目安

砂糖 **1日 27.5g** 以下
（大さじ3杯）
にして
むし歯・肥満・糖尿病予防

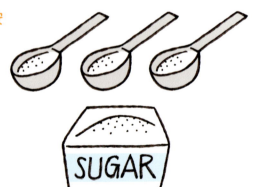

---

* 1　オーブリー・シャイハム，新庄文明．砂糖摂取と齲蝕の関連に関する科学的根拠と予防歯科戦略における竹内光春教授の貢献．口腔衛生学会雑誌．52巻5号，2002年．
* 2　WHOのガイドラインでは制限すべき糖類を，食品や飲料の加工・調理で加えられるブドウ糖，果糖，砂糖など，さらにはちみつ，シロップ，果汁，濃縮果汁などに自然に存在する糖類としています．生鮮果実，野菜および乳中に存在する糖は含めていません．
* 3　日本医師会ホームページ「健康の森」から1日のエネルギー必要量を調べることができます．
　　健康になる！→食べる→栄養と健康→1日に必要なカロリー
　　https://www.med.or.jp/forest

●砂糖がどんな食材に含まれているか知っていますか？

　砂糖の摂取量を減らすには，まず，ふだん食べたり飲んだりしているものにどれだけの砂糖が入っているかを知る必要があります．

　砂糖はサトウキビやテンサイを原料としてつくられる甘味料で，ショ糖が成分のほとんどです．ここではショ糖＝砂糖と考えてください．

　砂糖と聞いてまず頭に浮かぶのは白いサラサラした粉状のものだと思いますが，色のついた三温糖や黒糖，固形の氷砂糖，液体のメープルシロップなども主成分はショ糖です．

　甘味料のなかで，みりん，はちみつ，甘酒，水あめなどはショ糖をほとんど含んでおらず，ブドウ糖や果糖，麦芽糖が主成分です．ミュータンス菌はショ糖以外の糖からプラークをつくることはできません．ただし，できてしまったプラークの中では，ショ糖だけでなくブドウ糖や果糖など他の糖も使って歯を溶かす酸をつくります．

　また，ショ糖が含まれているのは甘味料だけではありません．野菜や果物など，多くの植物はショ糖を含んでいます．ニンジン，サツマイモ，レンコン，カボチャ，イチゴ，ミカン，パイナップルなどはショ糖を多く含む食材です．

　甘いお菓子には，当然ながら砂糖がたくさん使われています．23ページに，おやつとして食べるものに含まれる砂糖の量を表にまとめました．歯の健康を考えると，おやつとして食べてよい砂糖の量は，1日の砂糖摂取量（27.5g）から食事の分を差し引いた15〜20g程度になります．これは，カステラ1切れ分くらいです．表を見て参考にしてください．

ショ糖が主成分の甘味料

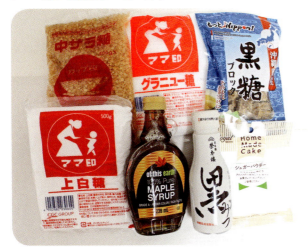

黒糖や三温糖，メープルシロップも主成分はショ糖（砂糖）です

ショ糖をほとんど含まない甘味料

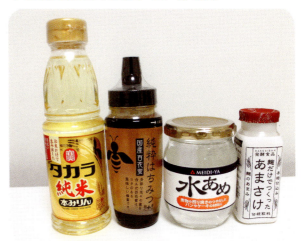

はちみつはブドウ糖と果糖が主成分，水あめは麦芽糖が主成分です

●意外と多い飲みもの中の砂糖に注意！

　私たちが砂糖をとりすぎるようになった原因の一つに，缶コーヒーや清涼飲料水などの飲みものがあります．それらに含まれる砂糖の量について考えてみましょう．

　ある紅茶飲料のラベルを見てください．栄養成分表示に「100ml当たり炭水化物9g」とあり，原材料名に砂糖とあります．炭水化物には食物繊維と糖質が含まれますが，紅茶飲料に食物繊維は入っていないので，9gすべてが糖質（＝砂糖）です．ペットボトル1本の量（345ml）に換算すると，31.05gの砂糖が入っていることになります．5gのスティックシュガーだと6本以上もの量になり，WHOが推奨する1日の糖類の摂取量をペットボトル1本で超えてしまいます．

　このようにして，飲みものに含まれる砂糖の量を調べてみました（21ページ）．健康によさそうなスポーツドリンクや，水をイメージした清涼飲料水などにも，かなり多くの砂糖が含まれていることがわかると思います．

　砂糖の量を減らすことは，むし歯の予防になるだけでなく，体の健康や体型の維持にも有効です．22ページに食生活で砂糖を減らすための工夫をまとめたので，参考にしてください．

紅茶飲料のラベルから砂糖の量を計算してみると，1本（345ml）に31gもの砂糖が含まれていました

知っておこう！　～果糖ぶどう糖液糖～

　砂糖にかわり，多くの炭酸飲料やジュース類に加えられるようになった甘味料に「果糖ぶどう糖液糖」があります．21ページの表の中の飲みものにも多く使われています．

　果糖ぶどう糖液糖はトウモロコシなどからつくられ，低温で甘みを感じやすい糖類です．プラークはつくりませんが，プラーク中で細菌が酸をつくるのに使われます．また，砂糖よりも中性脂肪として体に蓄えられやすい，血糖値を急速に上げるなど，健康上の問題も指摘されていることから，砂糖と同様，摂取量には十分注意しましょう．トウモロコシが原材料のため，遺伝子組み換えの問題も気になるところです．

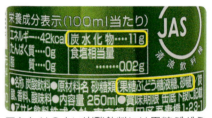

口あたりのよい炭酸飲料には果糖ぶどう糖液糖や砂糖がたくさん使われています．この飲料では一缶（250ml）に27.5gもの果糖ぶどう糖液糖と砂糖が含まれています

飲みものに含まれる糖類の量

	糖の種類	100g中	1本中	5gスティックシュガー
コカ・コーラ	果糖ぶどう糖液糖 砂糖	11.3g	56.5g (500ml)	11.3本
カルピス ウォーター	果糖ぶどう糖液糖 砂糖	11g	55g (500ml)	11本
レッドブル	砂糖 ブドウ糖	10.8g	35.6g (330ml)	7.1本
ポカリスエット	果糖ぶどう糖液糖 砂糖	6.2g	31.0g (500ml)	6.2本
午後の紅茶 あたたかい レモンティー	砂糖	9g	31.1g (345ml)	6.2本
三ツ矢サイダー	果糖ぶどう糖液糖 砂糖	11g	27.5g (250ml)	5.5本
い・ろ・は・す もも	果糖 砂糖	4.8g	26.6g (555ml)	5.3本
クラフトボス ラテ	砂糖	5.1g	25.5g (500ml)	5.1本

砂糖の量を減らすための工夫

1. 食べものや飲みものに含まれる砂糖の量を知る
2. 外食や出来合いの食品に含まれる砂糖の量はわかりにくいため，食事はできるだけ手づくりに
3. 料理には砂糖に代わる調味料を使う
   （みりん，はちみつは身近にあってショ糖を含まない甘味料）
4. 甘いものは，生の野菜や果物など自然のものからとることを心がける
5. 水分補給には，砂糖を含まない水やお茶，麦茶を飲むようにする．子どもの外出には水筒を持たせ，自動販売機などで砂糖の含まれている飲みものを購入しないようにする
6. コーヒー，紅茶には砂糖を入れない．もしくは量を減らしてみる
7. 市販の調味料を使いすぎない．ドレッシングや焼き肉のたれ，ケチャップなどには砂糖が多く使われている

調味料に含まれる糖類の量

食品名	使用1回あたり
めんつゆ	13.62g（1食180cc）
焼き肉のたれ	5.6g（大さじ1杯）
ケチャップ	4.68g（大さじ1杯）
中濃ソース	5.68g（大さじ1杯）

含まれる糖類の量は商品によってちがうので，目安としてください

おやつに含まれる砂糖の量

食品名	100g中	1食の重量	1食あたり
今川焼	24.2g	1個　50g	12.1g
カステラ	38.6g	一切れ　41g	15.8g
きんつば	50.8g	1個　91g	46.2g
串だんご（あん）	10.1g	1本　66g	6.6g
串だんご（みたらし）	7.6g	1本　60g	4.5g
桜餅（関東風）	30.2g	1個　50g	15.1g
桜餅（関西風）	24.1g	1個　50g	12.5g
どら焼き	43.8g	1個　62g	27.1g
練ようかん	55.5g	一切れ　50g	27.7g
水ようかん	29.7g	一切れ　60g	17.8g
飴	81.9g	1個　3g	2.4g
あんパン	18.6g	1個　116g	21.5g
クリームパン	11.2g	1個　95g	10.6g
ジャムパン	33.7g	1個　93g	31.3g
アイスクリーム	11.4g	1カップ　80g	9.1g
シュークリーム	14.3g	1個　60g	8.5g
ショートケーキ	24.2g	1個　135g	32.7g
チーズケーキ（レア）	11.3g	1個　80g	9.0g
チーズケーキ（ベイクド）	16.2g	1個　90g	14.6g
カスタードプリン	10.7g	1個　140g	15.0g
サブレ	32.6g	1枚　6g	2.0g
ビスケット（ハード）	19.4g	1枚　5.4g	1.0g
ビスケット（ソフト）	20.5g	1枚　8.7g	1.8g
キャラメル	15.5g	1個　3g	0.5g
ドロップ	56.7g	1個　2.5g	1.4g
アーモンドチョコレート	29.7g	1粒　4g	1.2g
ホワイトチョコレート	45.2g	1枚　40g	18.0g
ミルクチョコレート	43.3g	1枚　50g	21.6g
バナナ	10.5g	1本　82g	8.6g
パイナップル	7.7g	1/6個　180g	13.9g
マンゴー	9.8g	1/2個　135g	13.2g
メロン	6.7g	1/6個　130g	8.7g
モモ	6.8g	1/2個　85g	5.8g
リンゴ	4.8g	1/2個　130g	6.2g
梨	2.9g	1/2個　175g	5.0g

100g中の砂糖含有量は，日本食品成分表2015年版（7訂）炭水化物成分表編より
100g中の砂糖含有量や1食の重量は商品によってちがうので，目安と考えてください

100歳まで自分の歯でおいしく食べるための方法　その2　砂糖をできるだけとらない

砂糖をとる回数を減らす

● 砂糖を何回もとると再石灰化が間に合わずむし歯に！

　むし歯にならないようにするには，砂糖の量に気をつけるだけでなく，砂糖をとる回数を減らすことも重要です．のどあめをなめ続けている，間食が多いなど，口の中にいつも甘いものが入っている人は，そうでない人よりむし歯のリスクが高まります．

　その理由を説明しましょう．口の中に砂糖などが入ってくるとプラーク中の細菌が活発に酸を出し，口の中はわずか数分で中性から酸性になります．歯の表面はpH5.5で溶け始め（脱灰といいます），この状態が続くとむし歯になります（酸性の強さを表すpHについては26ページの説明をみてください）．

　一方，唾液にはむし歯を防ぐさまざまな働きがあります．一つは，酸性になった口の中を中性に戻す緩衝作用です．このおかげで，飲食によって酸性になってしまった口の中は，30～60分で中性に戻ります．すると，唾液に含まれるカルシウムやリンが歯に取り込まれて，酸で溶けた表面が元の状態に戻っていきます（再石灰化といいます）．わたしたちの口の中は飲食のたびに脱灰と再石灰化を繰り返し，歯の健康が保たれているのです．

　ところが，何回も間食をすると再石灰化する間がなく，口の中が長時間，酸性のままで脱灰が優位となり，むし歯になってしまうのです．間食をしなければ，再石灰化の時間が十分にあり，むし歯はできにくくなります．むし歯になりにくい生活習慣を心がけましょう．

食事の時に起こる口の中の変化

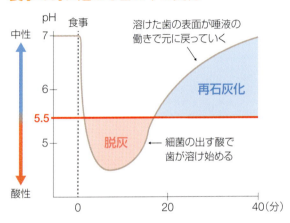

唾液の主な働き
① 消化作用（食べ物を消化する）
② 保護作用（歯や粘膜が傷つかないよう守る）
③ 洗浄作用（口の中を洗い流し，きれいにする）
④ 殺菌・抗菌作用（細菌の増殖や体内への侵入を防ぐ）
⑤ 緩衝作用（口の中を中性に保つ）
⑥ 再石灰化作用（歯の表面の修復）

間食が多いとむし歯になりやすい

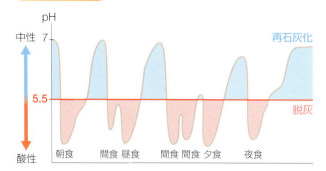

飲食のたびに口の中は酸性になります．そのため，間食の回数が多くなると中性に戻る時間が少なくなり，歯の再石灰化が起こりにくくなります

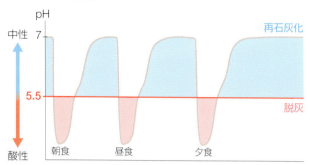

食事のたびに口の中は酸性になりますが，約1時間後には中性に戻り，再石灰化の時間が長く続きます

むし歯になりにくい生活習慣

1. 三食きちんと食べて間食を減らす
2. 脱灰がつづき，再石灰化の時間が少なくなるので，だらだら食べ続けたり，飲み続けたりしない
3. 甘いものを食べる時は，お茶または砂糖の入っていない飲みものと一緒に
4. 甘いものを飲食した後は，口の中に砂糖を含んだ食品が残らないように，歯みがきやうがいで食べかすをとる
5. 唾液をたくさん出すように心がける．唾液を出すにはよくかんで食べる，口や舌を動かしたり唾液腺のマッサージをするなども効果的
6. 甘いものを食べるなら，間食でなく，デザートとして食後すぐに
   （飲食の回数を減らすことができ，さまざまな食品を食べることによって唾液がたくさん出る．家族などと一緒に会話をしながら楽しく食卓を囲むことも唾液の分泌を促す）
7. のどあめをなめるのはほどほどに
   （長時間口の中に甘いものがあると，むし歯になりやすい．のどあめにも砂糖が含まれているので注意）
8. 子どもに，食についての教育をきちんとする
   （塾，部活，アルバイトなどで親とかかわりのない飲食を始めることによって，むし歯が急に増えることがある）

100歳まで自分の歯でおいしく食べるための方法　その2　砂糖をできるだけとらない

酸性の飲みもの・食べものも歯を溶かします

● むし歯以外にも歯が溶ける病気があります

「酸蝕（さんしょく）」という病気を知っていますか？

むし歯は，プラーク中の細菌が酸をつくって歯を溶かす，細菌が関係した病気です．一方，酸蝕は酸によって直接歯が溶かされる，細菌がかかわらない病気です．

酸性・アルカリ性の強さはpHという数値で表されます．pH7が中性で，数字が小さいほど酸性が強いことを示しています．大人の歯のエナメル質はpH5.5で溶け始め，子どもの歯や，大人の歯の象牙質はもっと弱い酸（pH5.7〜6.2）でも溶けてしまいます．

酸蝕は，体の中でつくられる酸や，体の外から取り込まれる酸性物質が歯の表面に長時間ふれることで起こります．

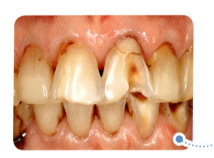

酸蝕の患者さん．エナメル質が酸で溶けて，象牙質が露出しています

● 酸性食品のとりすぎに注意！

酸蝕の原因のなかで，誰もが注意しなければならないのは，酸性食品のとりすぎです．飲みものでは炭酸飲料やジュース，スポーツドリンク，ワインなど，調味料ではドレッシングやお酢，果物は柑橘系が酸性の強い食品です．

さまざまな食品のpHを測定してみたところ，飲みものの多くはpHが5.5以下という結果でした．健康増進のためにお酢やスポーツドリンクを毎日飲むなど，酸性の食品の摂取が習慣化している人に酸蝕は多くみられますので，とりすぎないよう注意が必要です．

もちろん，これら酸性の食品を飲んだり食べたりしてすぐに歯がしみたり，歯に穴があいたりといったことが起こるわけではありません．しかし，歯が数分，酸にふれるだけでも，かた

> ### 酸蝕を予防する飲食のしかた
>
> ❶ 酸性の強い飲食物の量や回数を控える
> ❷ ちびちび飲み続けたり，だらだら食べ続けたりするなど，歯が酸にふれる時間が長くなるようなことは避ける
> ❸ 口の中に酸性の強い飲食物を留めるような飲み方，食べ方をしない
> ❹ レモンのまるかじりなどを頻繁にすることは避ける
> ❺ 酸性の強い飲食物をとった後は水でうがいする

い歯の表面はやわらかくなります．そのため，酸性の食品が口の中にずっと入ったままになっている状態は避けるべきです．

また，酸によってやわらかくなった歯は，歯みがきや8ページで説明したTCH（上下歯列接触癖）によって，ダメージを受けやすくなります．酸蝕にならないために，日頃から飲食のしかたに気をつけましょう．

● そのほかの原因

酸性の飲食物以外では，酸性ガスを吸引するような仕事，逆流性食道炎や摂食障害などが酸蝕の原因になります．胃酸はpH1〜1.5の強酸のため，嘔吐や逆流の繰り返しで胃酸がたびたび歯にふれると，歯の裏側が溶けていきます．このような場合は，歯科だけでなく専門の診療科での治療も必要です．

酸蝕が起こる原因

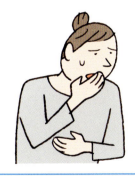
- 逆流性食道炎
- 摂食障害（拒食症，過食症）

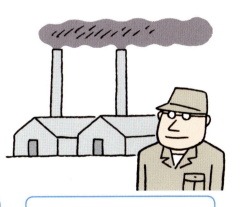
- 酸性ガスを吸引するような仕事（メッキ工場，ガラス工場）

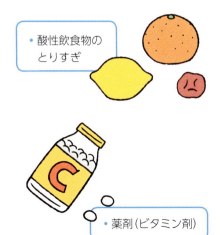
- 酸性飲食物のとりすぎ
- 薬剤（ビタミン剤）

飲食物の酸性度

酸性 ← pH 3　　4

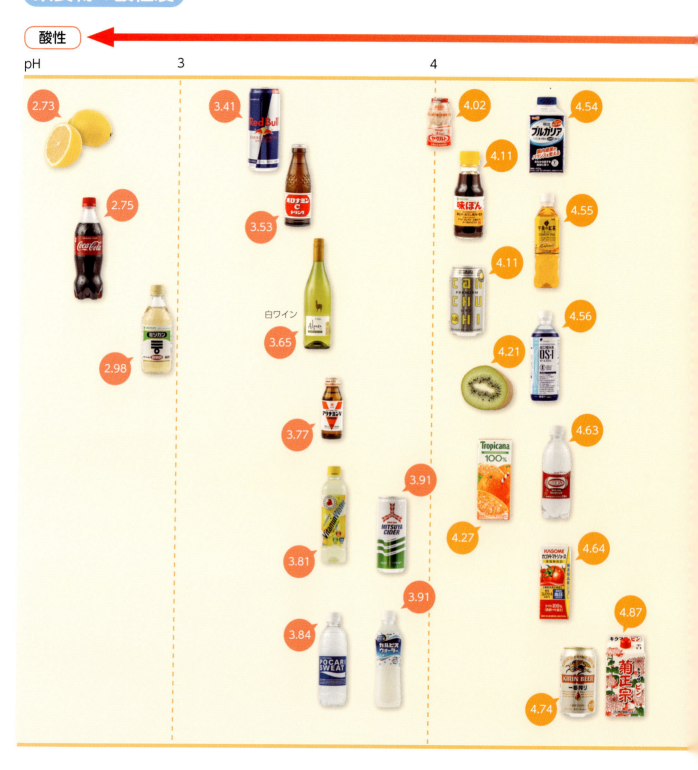

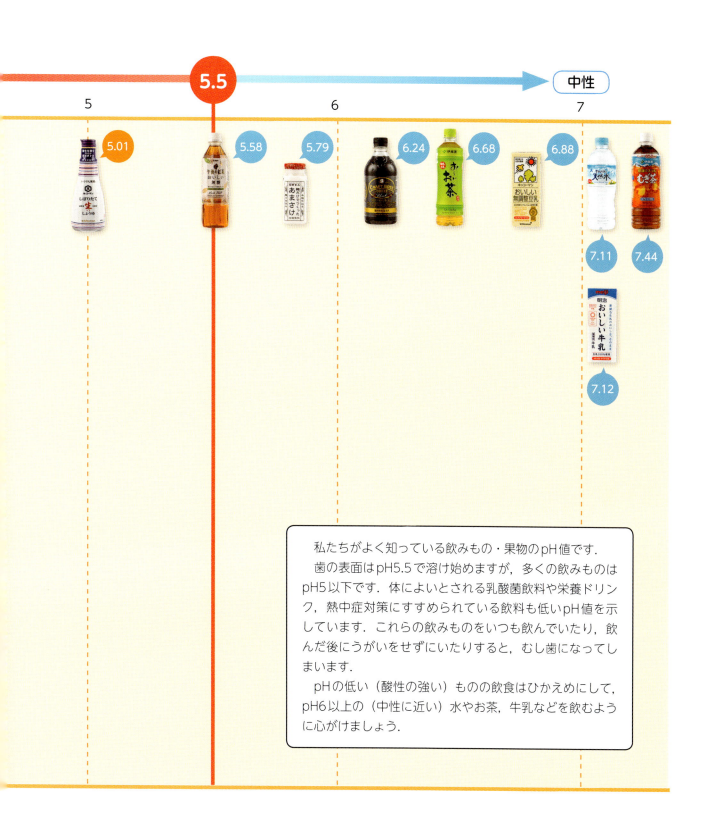

私たちがよく知っている飲みもの・果物のpH値です．

歯の表面はpH5.5で溶け始めますが，多くの飲みものはpH5以下です．体によいとされる乳酸菌飲料や栄養ドリンク，熱中症対策にすすめられている飲料も低いpH値を示しています．これらの飲みものをいつも飲んでいたり，飲んだ後にうがいをせずにいたりすると，むし歯になってしまいます．

pHの低い（酸性の強い）ものの飲食はひかえめにして，pH6以上の（中性に近い）水やお茶，牛乳などを飲むように心がけましょう．

100歳まで自分の歯でおいしく食べるための方法　その3　1日1回，正しい歯みがきをする

1日1回の正しい歯みがきでよい理由

●歯みがきは「回数」より「質」

　ミュータンス菌が糖を利用してプラークをつくるまでに約18時間，さらに，ほかの細菌も増えてプラークが成熟するまでには3～4日かかります*．24ページに書いたように，唾液による緩衝作用もあります．ですから，1日に1回，みがき残しのないていねいな歯みがきをすることで，むし歯や歯周病の原因になるプラークが口の中にたまらないようにしましょう．

　歯みがきで大切なことは，回数より質です．ちょこちょこっと不十分な歯みがきを日に何回も繰り返しても，意味がありません．慌ただしい朝や外出している昼間などは歯みがきにかけられる時間が限られるので，どうしてもみがきやすい部分や気になる部分だけになりがちです．1日1回でよいので，みがきにくい部分にまで歯ブラシがしっかりあたるように，時間をかけてていねいに歯をみがきましょう．

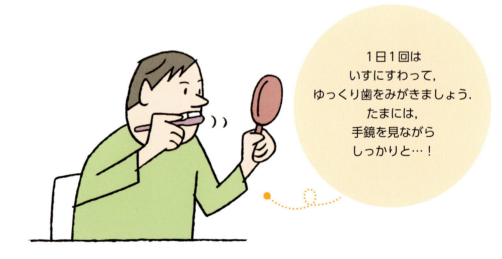

1日1回は
いすにすわって，
ゆっくり歯をみがきましょう．
たまには，
手鏡を見ながら
しっかりと…！

＊　花田信弘．もう虫歯にならない！　新潮OH！文庫，2002年．

●みがきすぎにも注意！

みがき残しがあってもいけませんが，みがきすぎも歯の健康にはよくありません．みがきやすい部分だけをゴシゴシ強い力でみがきつづけると，歯や歯ぐきが減っていきます．

みがきすぎで歯の表面のかたいエナメル質が削られてしまうと，冷たい水や甘いものがしみるようになります．これを「知覚過敏」といいます．知覚過敏になると歯ブラシがあたっただけでもしみるので，歯みがきがおろそかになり，プラークはたまる一方です．プラーク中の細菌の刺激でもしみるようになるので，十分な歯みがきができず，むし歯ができてしまいます．

知覚過敏にならなくても，みがきすぎて象牙質が露出すると，象牙質はエナメル質よりやわらかいのでいっそう歯が減っていき，治療が必要な状態になります．また，歯ぐきが下がって歯の根が見えるようになったり，歯と歯の間のすき間が大きくなってしまうこともあります．

自分でむし歯や歯周病になりやすい状況をつくらないように，歯科医院で正しい歯みがきの方法を教わって実践してください．

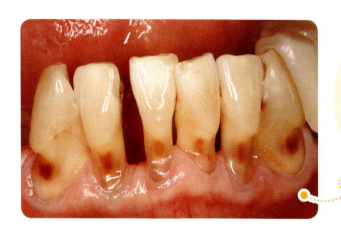

みがきすぎの患者さん．歯ぐきが下がって歯の根が露出し，歯が長くなったように見えます．やわらかい象牙質がえぐれたように減っています

●1日1回，歯みがきするならいつ？

ところで，1日1回の正しい歯みがきは，いつするのがよいのでしょうか？

歯みがきタイムがしっかりとれるならいつでもかまいませんが，いちばん効果的なのは夜寝る前です．寝ている間は唾液がほとんど出ないため，唾液によるお口の中の洗い流し効果が期待できません．正しい歯みがきでお口の中をきれいにして，細菌のすみかや栄養源をできるだけ減らしてから寝ることをおすすめします．

正しい歯みがきは1日1回すれば十分ですが，食事の後に歯と歯の間や，歯ぐきとほっぺたの間に食べかすがはさまっていたら，すぐに水やお茶でうがいをして取り除きましょう．口の中に食べかすが残っていたら，だらだら食べ続けているのと同じですし，口臭の元にもなります．気になる部分に歯間ブラシやデンタルフロスを使うのもよいでしょう．

100歳まで自分の歯でおいしく食べるための方法 その3 1日1回，正しい歯みがきをする

プラークをしっかり落とせる歯のみがき方

● プラークのつきやすいところを重点的にみがきましょう

1日1回正しい歯みがきをするには，プラークをしっかり落とせるみがき方をマスターする必要があります．歯並びの中でプラークのつきやすいところを知り，重点的にみがきましょう．

下の写真にプラークのたまりやすい場所を示しました．赤く染まっているのがプラークで，紫になっているのは長い期間ついたままのプラークです．

歯と歯ぐきの境目，歯と歯の間にプラークが多くついていることがわかります．歯は平面に並んでいるのではなく，隣り合った歯と歯の間はへこんでいますし，歯並びによっても凸凹ができます．また，1本の歯でも中央はふくらみ，歯ぐきに近い部分はへこんでいます．写真のように，表面が凸凹した歯もあります．プラークがつきやすいのは，このようなへこんだ部分です．写真では見えにくいですが，臼歯のかむ面には複雑な形をした溝があり，そこもプラークがよくたまります．プラークがたまりやすい場所には，むし歯ができやすくなります．

逆に，歯の中央のふくらみのある部分は，食事をしたり会話をしたりする時にほっぺたの内側，舌，食べ物などでこすられ，自然にきれいになるので，むし歯はあまりできません．

ここでは，プラークのたまりやすい Ⓐ 歯と歯ぐきの境目，Ⓑ 歯と歯の間，Ⓒ かむ面のみぞのみがき方を重点的に説明していきます．

プラークのつきやすい場所

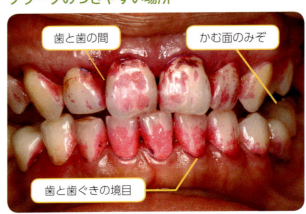

● 基本のみがき方

A 歯と歯ぐきの境目のみがき方

　歯ブラシの毛先を歯と歯ぐきの境目にあてます．歯に対して45°くらいに傾けるとよいでしょう．毛先は動かさず振動させるだけです．歯ブラシを少し押しつけるようにして，溝の中や歯と歯の間にも毛先を入れるようにします．

　毛先のあて方がまちがっているとプラークをしっかり落とせないので，慣れるまでは鏡を見て確認しながらみがきましょう．

歯と歯ぐきの境目のみがき方

歯と歯ぐきの境目は溝になっていて，プラークがたまりやすい

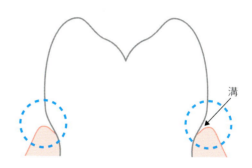

歯に対して45°くらいに歯ブラシを傾け，毛先を溝の中に入れるようにします

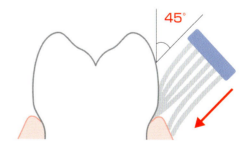

ブラシの毛先を動かさないようにして，10回ほど振動を与えます．プラークはやわらかいので軽く歯ブラシでこするだけで取り除けます

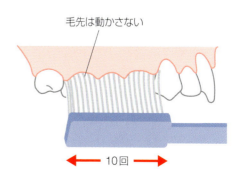

まちがったみがき方

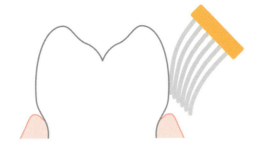

歯の表面はみがけますが，歯と歯ぐきの境目のプラークはとれません

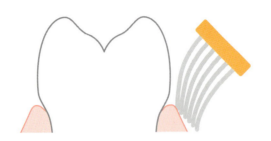

プラークがたまりやすい歯と歯ぐきの境目に歯ブラシがあたっていません

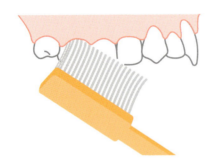

歯ブラシの柄が下がると，毛先が歯に少ししかあたりません

B 歯と歯の間のみがき方

Ⓐのみがき方でほとんどのプラークを落とすことができますが，歯並びや歯の形によってはみがき残しが出てしまいます．その場合は歯ブラシを歯に直角にあてて，毛先を振動させる方法でみがきます．少し圧力をかけると，毛先が歯と歯の間に入る感じがわかります．その感じを確かめながら，10回ほど歯ブラシを振動させましょう．

歯間ブラシやデンタルフロスが必要な場合もあります．歯間ブラシとデンタルフロスの使い方は41〜42ページを参考にしてください．

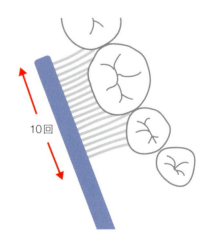

C かむ面のみがき方

小刻みに10回ほど歯ブラシを前後に振動させます．

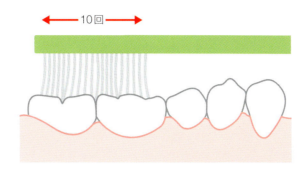

　A～C が基本のみがき方です．これだけでは赤く染まったところが取れないとか，舌で歯をさわってザラザラしているようであれば，次のようなみがき方をさらに行ってください．

D 汚れが気になる部分のみがき方

　歯ブラシを直角にあてて，10回振動させるようにします．

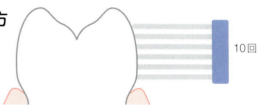

E 歯の表面の汚れの落とし方

　上下の歯の先を合わせ，小さな円を描くように歯ブラシを動かしながらみがきます．

　みがきにくい歯のブラッシングのポイントを38～39ページにまとめたので，参考にしてください．

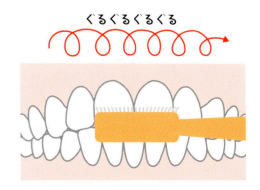

●歯みがきの時に気をつけること

歯みがきの順序

歯をみがく順序にルールはありません．みがき残しをしないよう，一筆書きのように順を追ってみがきましょう．

歯をみがく順序の例

歯ブラシの選び方

シンプルな形の歯ブラシがおすすめです．かかりつけの歯科医院ですすめているものがあれば，同じものを使いましょう．ブラッシング指導がスムーズに進みます．

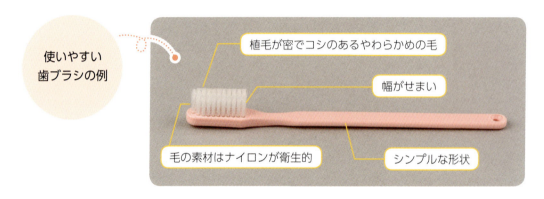

使いやすい歯ブラシの例

- 植毛が密でコシのあるやわらかめの毛
- 幅がせまい
- 毛の素材はナイロンが衛生的
- シンプルな形状

歯ブラシの持ち方

決まりはありませんが，力が入りすぎてしまう場合はペングリップ（鉛筆の持ち方）にします．

歯ブラシは
ペングリップ
（鉛筆持ち）に

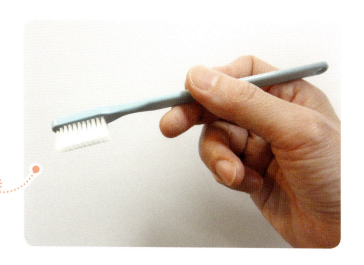

歯ブラシ圧

歯みがきの時の力が強すぎると，歯や歯ぐきがすり減ってしまいます．歯ブラシ圧を100～150gにしてみがきましょう．キッチンスケールの上で歯ブラシを動かして力加減を覚えてください．

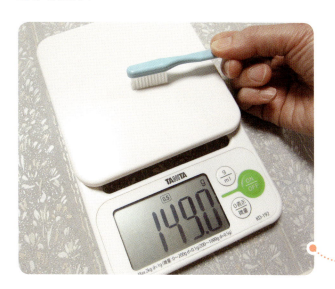

歯ブラシ圧は
100～150gが
適正です．

量りで
測定して
みましょう

みがきにくい歯の
ブラッシングのポイント

ブリッジと孤立した歯

ブリッジ1
→のところがみがきにくい

ブリッジ2
緑のところにプラークがたまる

隣の歯がない
→のところもみがく

歯間ブラシや歯ブラシの毛先を使ってみがく

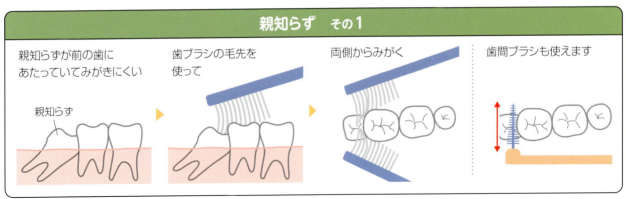

親知らず　その1

親知らずが前の歯に
あたっていてみがきにくい

親知らず

歯ブラシの毛先を使って

両側からみがく

歯間ブラシも使えます

親知らず　その2

歯ぐきがかぶさっているため,
不潔になり腫れる

歯ブラシを歯ぐきの
きわまで届かせるように

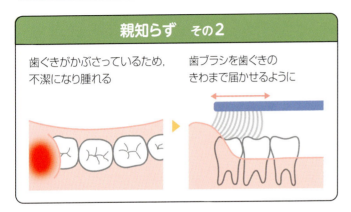

舌の汚れ

口臭予防のため,
歯ブラシや
舌クリーナーで
やさしく汚れをとる

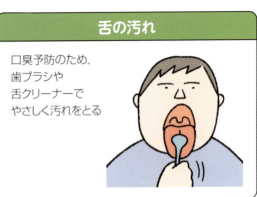

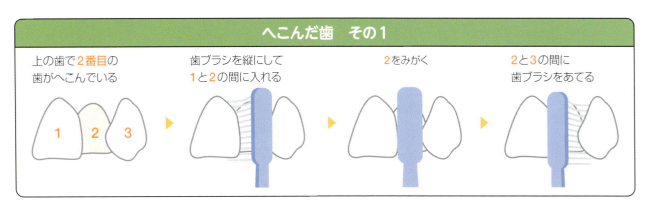
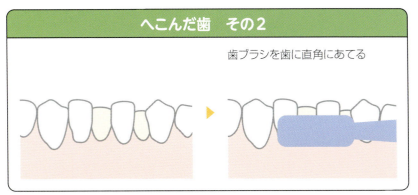
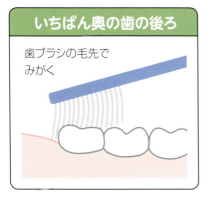
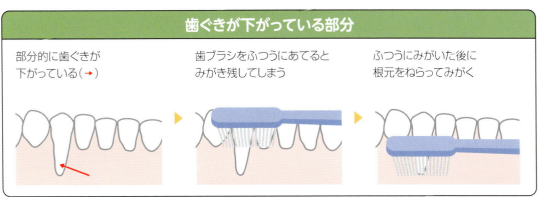
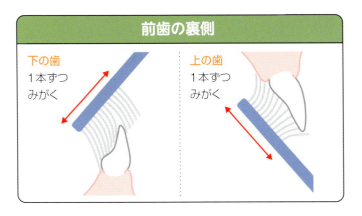
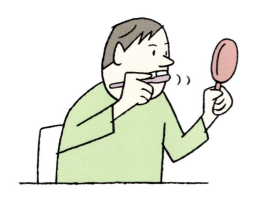

100歳まで自分の歯でおいしく食べるための**方法** その3 1日1回，正しい歯みがきをする

デンタルケア用品の選び方・使い方

● 歯周病の人は歯間ブラシも使いましょう

　歯周病で歯と歯の間（歯間部）にすき間がある場合や，歯間部の歯ぐきが腫れている場合には歯間ブラシを使いましょう．歯間ブラシにはサイズ（植毛部の太さ）がいろいろありますので，すき間の大きさに合ったものを選ぶ必要があります．

　太い歯間ブラシを無理に入れると歯や歯ぐきを傷つけてしまいますし，細すぎると歯間ブラシの効果がありません．歯並びや歯周病の進行度合いによってすき間の大きさは変わってくるので，複数のサイズの歯間ブラシが必要になることもあります．

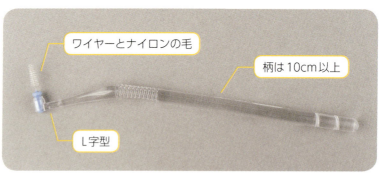

ワイヤーとナイロンの毛
柄は10cm以上
L字型

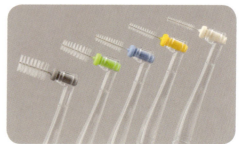

歯間ブラシはサイズがいろいろあるので，歯のすき間の大きさに合ったものを選びましょう．L字型で柄の長いものが奥歯にも使いやすいです

　また，間違えている人が多いのですが，歯間ブラシは爪楊枝のように歯と歯の間に残った食べ物を押し出すためだけに使うものではありません．歯ブラシの届かない歯と歯の間にこびりついたプラークを取り除くために，歯ブラシのように数回振動させて使うのが本来の使い方です．図を参考にして使ってみましょう．

歯間ブラシの使い方

基本の使い方

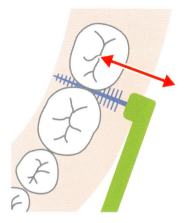

歯と歯の間を水平に入れていき，外側から内側へ5回ほど動かします

歯間ブラシの入れ方

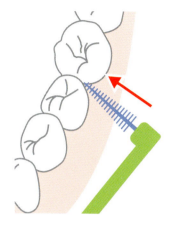

歯と歯の間がせまい時は，上の歯は上から下，下の歯は下から上へと歯ぐきにそわせるようにして入れましょう

応用1

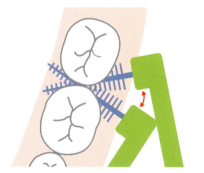

歯にそうようにハの字にみがくと効果的．内側からもみがくとさらによい

応用2

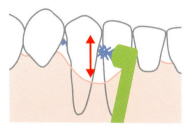

歯ぐきがかなり下がっている場合は，歯間ブラシを上下にも動かすとよい

　歯ぐきに炎症がある場合は，歯間ブラシを使うと歯ぐきから出血したり，痛みを伴います．プラークを取り除けば数日で出血はおさまり，徐々に健康な歯ぐきに戻るので，多少の出血や痛みがあってもしっかり歯間ブラシを使いましょう．ただし，歯ぐきの炎症や出血がひどい場合は，歯ブラシや細めの歯間ブラシで炎症が少し引いてから歯間ブラシを使うほうがよいと思います．

　なお，健康な歯ぐきや，すき間の小さいところには，歯間ブラシを使う必要はありません．サイズ合わせや詳しい使い方は，歯科医院で指導を受けてください．

●その他のデンタルケア用品

いろいろ市販されていますが，あくまで補助的に用いるもので，プラークコントロールの主役は歯ブラシです．補助用品をたくさん使えばよいわけではなく，自分に必要なものを選んで使いこなすことが大切です．なかには高価な製品もあるので，よく考えて購入しましょう．

電動歯ブラシ

歯みがきにかかる時間を短縮できます．パワーがあるので，みがきすぎに注意しましょう．また，電動歯ブラシは高速で振動しますが，口の中を自動でみがいてくれる器械ではありません．自分でプラークのついている歯面にきちんとブラシをあてなければ，みがき残しができてしまいます．またメーカーや機種によって歯面へのあて方などが異なるので，取扱説明書に記載されている使い方や注意事項をよく読んでから使ってください．

電動歯ブラシは，高齢者や手の不自由な方に適しているといわれていますが，普通の歯ブラシにくらべて持ち手が太い，本体が重い，振動が強い，スイッチ操作が必要などのちがいがあります．製品によっても異なりますので，購入前によくチェックしてください．

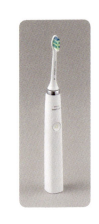

タフトブラシ

ヘッドの小さなブラシで，歯ブラシが届きにくい細かい部分に使います．歯並びの悪いところ，歯と歯の間，ブリッジの下，矯正器具のまわりなどから効果的にプラークを取り除けます．

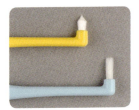

デンタルフロス

歯と歯の間が狭くて歯間ブラシが入らない場合は，デンタルフロスで汚れを取り除くとよいでしょう．歯と歯が接している部分もきれいにできます．歯ブラシだけでは歯間部のプラークを完全にとることは難しいためデンタルフロスが必要といわれますが，適切な使い方をしないと効果はありません．イラストを参考に使ってみてください．

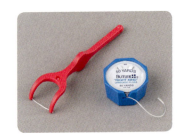

デンタルフロス．ホルダータイプ（左）は初心者向け

デンタルフロスの使い方

糸を30〜40cm出して切ります．
両手の中指に巻いてたぐり，2cmほどの間隔になるようにして親指と人差し指で持ち，歯と歯の間に入れていきます

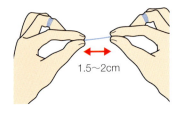

糸を上下させながら歯の汚れをとります．この時，力まかせに入れると歯ぐきを傷つけるので，片方の歯Ⓐにそわせるようにゆっくりと4，5回糸を上下させます．反対側の歯の面Ⓑも糸を動かして汚れを取ります

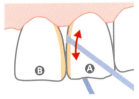

口腔洗浄器

　強い水流で歯や歯周ポケットを洗う器械で，歯ブラシや歯間ブラシが届きにくい部分のセルフケアに役立ちます．歯周病に効果があります．タンクにためた水がノズルの先から勢いよく出るため，使い慣れないと水が飛び散るといった難点があります．

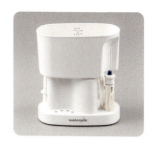

歯みがき剤

　歯みがき剤を使うと，添加されている香料のために，プラークが除去できていないのにスッキリしてしまう，泡立ったり唾液が出るため長時間みがけない，研磨剤で歯が減るなどのデメリットがあります．反面，研磨剤などの効果により短時間で歯をみがける，歯を白く保つなどのメリットもあります．少量を歯ブラシにつけるとか，毎回の使用は控えるといった使い方がおすすめです．

　歯みがき剤に含まれるフッ素にはむし歯予防効果があります．フッ素濃度が低すぎると効果がありませんが，幼児やインプラントを入れている人はフッ素濃度の高い製品の使用に注意が必要です．かかりつけの歯科医院で相談しましょう．

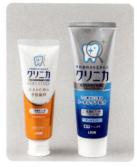 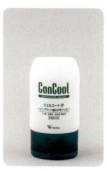

むし歯予防効果のあるフッ素を高濃度に配合した歯磨き剤と，インプラント用のフッ素を含まない歯みがきジェル

洗口剤

　デンタルリンス，マウスウォッシュなどと呼ばれ，液体歯みがきと洗口液があります．液体歯みがきは歯みがき剤の代わりに使用するもので，口に含んですすいだ後に歯みがきをします．研磨剤が含まれていないため歯にやさしく，泡立ちがないことが特徴です．清涼感の強いものは，口をすすぐだけで口の中がすっきりして歯みがきがおろそかになることがあるので注意しましょう．

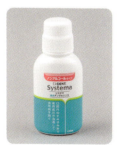

　洗口液は歯みがき後に使います．洗口液の薬用効果は，歯にこびりついたプラークを歯ブラシで取り除いてからでないと，とどきません．洗口液には，食後や歯みがきができない時に口の中をすっきりさせるために使うものや，フッ素が配合されたものもあります．使用法にちがいがあるので，表示をよく確認して購入しましょう．

舌クリーナー

　舌の上の白い汚れは舌苔（ぜったい）といわれるものです．プラークと同じように細菌の温床で，口臭の原因になります．舌クリーナーや歯ブラシでやさしくかき出すように清掃します．こすりすぎて舌を傷つけないようにしましょう．

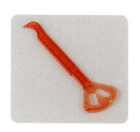

100歳まで自分の歯でおいしく食べるための方法 その4 定期的に歯科医院に行く

なぜ治療が終わった後も歯科医院に行く必要があるの？

●病気の再発と新しい病気を早期に発見するため

　治療が終わると無罪放免，もう歯科医院とは縁が切れたと思われる方も多いのですが，そうではありません．定期的にかかりつけの歯科医院に行くことをおすすめします．

　その理由の1つめは，治療した病気の再発と新たな病気の早期発見です．病気の見落としがないよう，歯科医院へ行ったら必ず歯科医師の診察を受けましょう．

むし歯

　むし歯の治療が終わった歯にも，被せ物や詰め物の下からまたむし歯ができることがあり，これを二次カリエスといいます．むし歯になりやすい生活習慣がつづいていると，健康だった別の歯に新しいむし歯ができることもあります．しかし，むし歯の初期は痛みを感じないため，自分で早期発見することは不可能です．

　また，被せ物や入れ歯などは経年変化で作り直しが必要になることもあるので，定期的に歯科医院でチェックしてもらう必要があります．

歯周病

　セルフケアを怠ると，歯周病も進行したり再発したりします．さらに歯周病は「サイレント・ディジーズ（静かに進行する病気）」と言われるほど自覚症状が少なく，自分で気づいた時には歯がぐらぐらするなどかなり進んだ状態になっている場合が多いものです．定期的なメインテナンスを受けることによって，治療後の健康な状態を長く保つことができます．

TCH

　TCH（上下歯列接触癖）は容易に再発します．通院中はコントロールされていても，ちょっとした生活の変化でTCHは再び始まります．TCHによるトラブルが歯やあご，歯周組織に現れないうちに発見しましょう．歯科医院ではあごの動き，口の開く量，歯や歯ぐき，口腔内の粘膜の状態などから再発を発見できます．

> **TCHが始まるきっかけ**
>
> **環境の変化** 引っ越し，入学，入社，退職，昇進，社内の部署異動，出向など
> **生活の変化** 細かい作業を伴う趣味，パソコンの使用，スポーツ，楽器演奏，入試・資格試験，旅行，人間関係（家庭環境の変化，介護，知人とのトラブル，仕事上のトラブル）など
> **体調の変化** 病気，足腰の痛み，けが，精神的な不調（悩み，うつ）など
> **気候の変化** 冬（寒さ），夏（冷房のききすぎ）など

歯みがき

　歯科医院で指導を受けた歯みがきも，時間の経過とともに自己流になっていく傾向があります．みがき残しが増えたり，逆にみがきすぎで歯を減らしてしまうこともあるので，正しい歯みがきができているか，時々歯科医院でチェックしてもらいましょう．

その他のお口の病気

　口の中の病気はむし歯や歯周病ばかりではありません．歯ぐきやほっぺたの内側，舌などに起こる病気もあります．歯科医院では，舌がんなど口の中にできる悪性の病気や，口の中の粘膜に症状が現れる体の病気（白血病・糖尿病・貧血など）を早期発見することができます．

●プロフェッショナルケアでお口の健康を保つため

　定期的に歯科医院へ行く2つめの理由は，プロフェッショナルケアを受けるためです．

　セルフケアでみがき残しがあった場合，むし歯や歯周病を起こす細菌のすみかとなるプラークは，時間の経過とともに成熟していきます．そして，歯ブラシでは落とせないかたい歯石となります．歯科医院で定期的にクリーニングを受けることによって，そのような病気の原因を取り除き，お口の中を健康に保つことができます．

　また，歯周ポケットが深い場合には，ポケットの内部に歯ブラシや歯間ブラシが届かないため，スケーラーなどの歯科医院専用の用具を使ってプラークや歯石を取り除く必要があります．歯周ポケット内の歯周病菌は酸素がなくても生きられる細菌たちで，いったん取り除いても，深い歯周ポケットの中で徐々に増えていき，プラークを形成してしまいます．そのため，定期的に歯周ポケット内のプラークや歯石を取り除き，歯周病の進行を阻止します．

　なお，歯科医院に行く間隔は患者さんの症状によって異なります．かかりつけの歯科医師と相談して間隔を決めてください．

　46ページの写真は，42歳から欠かすことなく3カ月ごとに29年間，プロフェッショナルケアを受けつづけた患者さんです．現在71歳で，このままの生活をつづけてくだされば，100歳まで自分の歯でおいしく食べることも夢ではないでしょう．

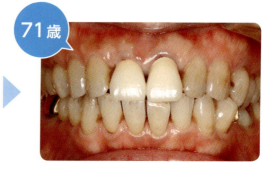

歯科医院で29年間，3カ月ごとのプロフェッショナルケアを受けている患者さん．初診から23年後に，かみ合わせに関係ない親知らずを1本抜いたのみで，ほかには1本も歯を失っていません．治療は初診時に数本行い，その後はほかの歯科医院で治療されたところを数カ所やり直しただけで，29年間で新しいむし歯は0本です．歯周ポケットは，初診時にやや深い5mmのところがありましたが，今は3mmが数カ所あるだけでほとんどが2mmとなっています．TCHは，問題が起こりにくいリスク2の状態を保っています．このまま，100歳までご自分の歯でおいしく食べつづけていただきたいと思っています

● 要介護の危険信号"オーラルフレイル"を早期に発見するため

「フレイル」とは，健康と要介護の中間の状態で，身体の衰えだけでなく，閉じこもりや困窮など社会性の低下や，認知機能や意欲の低下などを意味しています．なかでも，口の働きの衰えを「オーラルフレイル」といい，この状態を放置すると，最終的には食べる機能に問題が起こり，要介護につながりかねません．

歯科医院を定期的に受診していれば，オーラルフレイルを早期に発見してもらうことができ，口の機能を改善するための指導や必要な処置などが受けられます．早期に適切な対応をとれば，健康な状態を長く維持することができます．

オーラルフレイルにより起こる現象

しゃべりにくい（滑舌の低下），食べこぼし，わずかなむせ，かめない食品の増加といった口のささいな衰え ➡ 口の中の汚れが多くなる，むし歯や歯周病の進行に気づかず放置してしまう ➡ 食欲の低下，バランスのよい食事ができなくなる ➡ 食べる量が減り低栄養になる，かむ力や食べる機能が低下する ➡ 要介護の危険性が増す

治療を受けた歯科医院には，治療前の検査結果や治療経過などの資料が残されています．みなさんもかかりつけの歯科医院をつくり，定期的に通院することでお口の健康を長く保ってください．

【著者略歴】
渡邉晴美（わたなべ はるみ）
　1980年　　鶴見大学女子短期大学部保健科卒業
　1980年〜　サイトウ歯科（東京都渋谷区）

齋藤滋子（さいとう しげこ）
　1978年　　鶴見大学歯学部卒業
　1985年　　サイトウ歯科勤務
　1997年〜　サイトウ歯科（静岡県磐田市）院長

【監修者略歴】
木野孔司（きの こうじ）
　1976年　　東京医科歯科大学歯学部卒業
　1981年　　東京医科歯科大学歯学部口腔外科学第一講座助手
　2000年　　東京医科歯科大学歯学部附属病院顎関節治療部部長
　2015年〜　木野顎関節研究所所長，東京医科歯科大学大学院非常勤講師

待合室で学べる歯の健康
100歳まで自分の歯でおいしく食べよう！

ISBN978-4-263-44550-1

2019年6月15日　第1版第1刷発行
2019年12月20日　第1版第2刷発行

　　著　　者　渡邉晴美
　　　　　　　齋藤滋子
　　監修者　木野孔司
　　発行者　白石泰夫
　　発行所　医歯薬出版株式会社

〒113-8612　東京都文京区本駒込1-7-10
TEL.（03）5395-7638（編集）・7630（販売）
FAX.（03）5395-7639（編集）・7633（販売）
https://www.ishiyaku.co.jp/
郵便振替番号　00190-5-13816

乱丁，落丁の際はお取り替えいたします　　印刷・三報社印刷／製本・愛千製本所
Ⓒ Ishiyaku Publishers, Inc., 2019. Printed in Japan

本書の複製権・翻訳権・翻案権・上映権・譲渡権・貸与権・公衆送信権（送信可能化権を含む）・口述権は，医歯薬出版(株)が保有します．
本書を無断で複製する行為（コピー，スキャン，デジタルデータ化など）は，「私的使用のための複製」などの著作権法上の限られた例外を除き禁じられています．また私的使用に該当する場合であっても，請負業者等の第三者に依頼し上記の行為を行うことは違法となります．

JCOPY ＜出版者著作権管理機構　委託出版物＞
本書をコピーやスキャン等により複製される場合は，そのつど事前に出版者著作権管理機構（電話03-5244-5088，FAX 03-5244-5089，e-mail:info@jcopy.or.jp）の許諾を得てください．